PHYSIOLOGIE COMPARÉE.

DES

PHÉNOMÈNES PHYSIOLOGIQUES

DE LA

MÉTAMORPHOSE

CHEZ LA

LIBELLULE DÉPRIMÉE

(Mémoire couronné par l'Académie des Sciences. — Prix Thore, 1877),

PAR

Le Dr JOUSSET DE BELLESME,

Professeur de Physiologie à l'École de Médecine de Nantes,
Membre de plusieurs Sociétés savantes

PARIS,

GERMER-BAILLIÈRE, LIBRAIRE-ÉDITEUR,

Rue de l'École-de-Médecine, 17.

1878

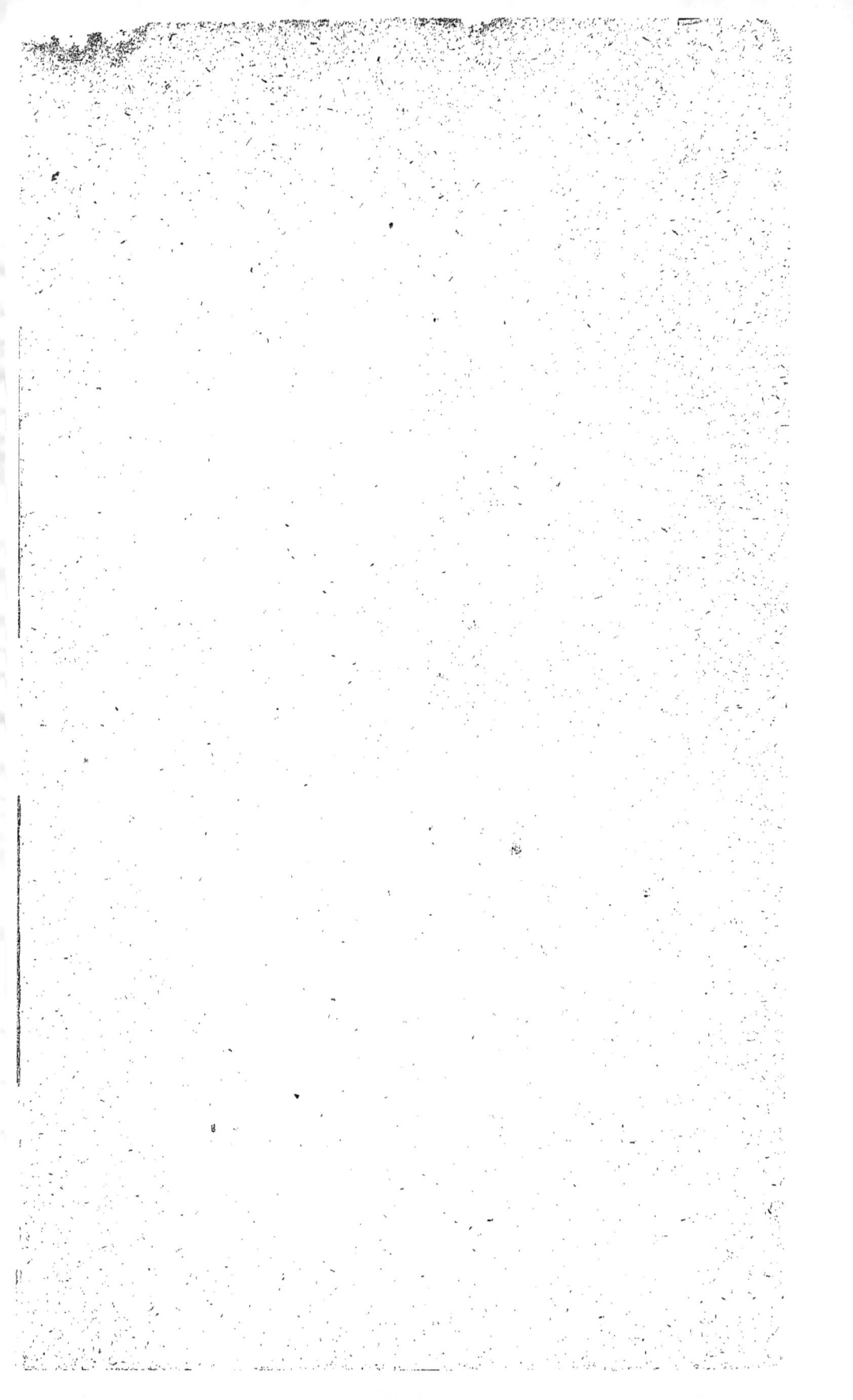

DES

PHÉNOMÈNES PHYSIOLOGIQUES

DE LA

MÉTAMORPHOSE

CHEZ LA

LIBELLULE DÉPRIMÉE.

4308 PARIS. — IMPRIMERIE DE GAUTHIER-VILLARS, QUAI DES GRANDS-AUGUSTINS, 55.

PHYSIOLOGIE COMPARÉE.

DES

PHÉNOMÈNES PHYSIOLOGIQUES

DE LA

MÉTAMORPHOSE

CHEZ LA

LIBELLULE DÉPRIMÉE

(Mémoire couronné par l'Académie des Sciences. — Prix Thore, 1877),

PAR

Le Dr JOUSSET DE BELLESME,

Professeur de Physiologie à l'École de Médecine de Nantes,
Membre de plusieurs Sociétés savantes.

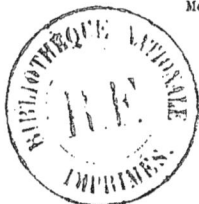

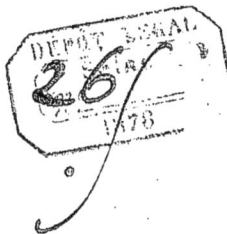

PARIS,

GERMER-BAILLIÈRE, LIBRAIRE-ÉDITEUR,
Rue de l'École-de-Médecine, 17.

—

1878
Tous droits réservés).

©

DES

PHÉNOMÈNES PHYSIOLOGIQUES

DE LA

MÉTAMORPHOSE

CHEZ LA

LIBELLULE DÉPRIMÉE.

CHAPITRE I.

OBJET DES RECHERCHES.

C'est souvent une occasion propice qui détermine, dans les recherches scientifiques, le choix d'un sujet; c'est ce qui a eu lieu pour le travail que je soumets aujourd'hui à l'appréciation de l'Académie des Sciences. Trouvant une circonstance favorable pour observer les métamorphoses d'un très-grand nombre de nymphes de Libellule déprimée (*Libellula depressa,* Bl.), je l'ai mise à profit pour étudier quelques particularités de la physiologie des Insectes, que les travaux antérieurs n'avaient pas suffisamment élucidées.

La question du déplissement de l'aile, en particulier, a depuis bien longtemps attiré l'attention des naturalistes, surpris de voir cet organe, réduit à un si petit volume et inerte par lui-même, puisqu'il ne renferme pas d'éléments contractiles, se distendre et se déployer jusqu'à la plus complète extension.

Réaumur, le plus sagace des observateurs, a dit, à ce propos, que « *l'insecte boit l'air pour s'en bien remplir le corps* » ; mais cette opinion, énoncée en passant, et sans qu'il ait pris la peine d'ailleurs de l'établir sur des faits, la donnant comme une simple hypothèse, n'a pas été admise par les naturalistes qui sont venus après lui et qui ont vu, dans cette manière d'interpréter le phénomène, une *expression imagée qu'il ne faudrait pas prendre à la lettre.*

Depuis lui les auteurs se sont partagés en deux camps sur la question de savoir si la distension de l'aile est due à l'air ou à un liquide. Réaumur et Landois penchaient pour la présence de l'air, mais Von

Gleichen, Lacordaire et Weismann étaient d'avis qu'on doit attribuer le déplissement à un liquide. M. J. Künckel d'Herculais (¹) adopte cette manière de voir, et détermine que ce liquide est bien réellement du sang et non pas un liquide particulier, comme le croyait Von Gleichen. Il semblait donc ne devoir rien rester de l'opinion de Réaumur, puisqu'il est démontré que l'aile, à ce moment de son existence, contient réellement du sang et non de l'air ; et de plus on était en droit de se demander, avec un étonnement légitime, comment un aussi excellent observateur avait pu supposer que l'air avalé par l'insecte pouvait se rendre dans les ailes et les distendre.

Toutefois, si la présence du liquide et sa nature sont aujourd'hui parfaitement reconnues, le mécanisme même du déplissement est encore inexpliqué; car on ne sait pas exactement par quel procédé le sang est ainsi poussé dans les ailes avec assez de force pour les étendre. M. J. Künckel d'Herculais s'arrête à l'idée que ce sont les muscles du thorax qui, par leur contraction, déterminent le refoulement du sang dans ces organes.

Mes expériences sur la Libellule vont éclairer d'un

(¹) *Mémoire sur l'organisation et le développement de la Volucelle.*

I.

jour nouveau cette question, et montrer que, si Réaumur a fait erreur en admettant dans les ailes la présence de l'air, il ne s'est pas beaucoup écarté de la
vérité en attribuant à ce fluide le principal rôle dans
le déplissement. Je n'ai pas encore assez généralisé
mes recherches sur ce point pour prétendre que le
mécanisme que j'ai observé si nettement chez la Libellule est commun à tous les insectes; peut-être en
est-il chez lesquels l'aile se déplisse par d'autres procédés; mais dans les Libellules les mécanismes de la
métamorphose et de l'apparition de l'aile sont très-
facilement appréciables et je veux exposer ici ce cas
particulier, tout en prévenant que mon sentiment per-
sonnel me porte à considérer ce fait comme s'étendant
à la plupart des animaux de cette classe.

CHAPITRE II.

ÉTAT DE LA LARVE ET DE L'INSECTE PARFAIT.

La Libellule déprimée est un insecte fort commun dans toute la France et particulièrement dans le bassin de la Loire. On la confond, sous le nom de *Demoiselle*, avec les Æschnes et les Agrions ; mais elle est facile à distinguer de ces deux espèces par sa taille intermédiaire et par son abdomen aplati de haut en bas, jaune chez les femelles et bleu cendré chez les mâles.

La larve, désignée dans quelques pays sous le nom de *Hanneton d'eau*, à cause de sa forme, vit en grand nombre dans les étangs, mares, pièces d'eau, et il est très-facile, au commencement de l'été, d'observer ses métamorphoses. Celles qui ont fait l'objet de ces observations sont écloses du 15 au 25 mai 1876. Il est vrai que le printemps de cette année a été exceptionnellement rigoureux, et je pense que l'apparition

des Libellules se fait d'ordinaire un peu plus tôt, vers
le 1er mai.

La larve est longue de 22mm et large de 6; d'un
gris foncé qui, dans l'eau, paraît presque noir.
Sa forme est trapue et ses mouvements lents. Elle
nage mal et se traîne péniblement au fond de l'eau,
dans la vase, ou grimpe maladroitement au bord, où
elle paraît rechercher les rayons du soleil. Ses pattes
sont longues et pareilles à celles de l'insecte parfait ;
les postérieures ont 18mm, les médianes 14, les
antérieures 12. La face dorsale présente, attachés
au thorax, quatre petits fourreaux étroitement appliqués sur les premiers anneaux de l'abdomen et qui
logent les ailes repliées; l'abdomen est garni d'une
petite crête médiane formée par un léger soulèvement
de chaque anneau, soulèvement qui, sur les troisième,
quatrième, cinquième et sixième anneaux, prend l'ap-
parence d'une courte épine chitineuse noire dirigée
en arrière.

L'abdomen se termine, comme dans toute la famille
des Libellulides, par trois pointes mobiles s'écartant
pour donner accès à l'eau dans la cavité rectale.

La tête est relativement petite. Elle est munie à sa
partie inférieure de cet étrange appendice en forme de

rabat qui garnit la bouche de toutes les larves de cette famille et constitue un si singulier organe de préhension. Les yeux sont petits et forment sur les côtés de la tête deux éminences pointues allongées d'avant en arrière. Leur plus grand diamètre dans ce sens n'excède pas 2^{mm}, et le diamètre transversal n'est guère que de 1^{mm}.

Les dimensions et la forme de l'insecte parfait sont très-différentes de celles de la larve. La longueur du corps est de 0^m,04; les ailes antérieures n'ont pas moins de 3^c,5. Les yeux sont énormes et font le tour de la tête; leur diamètre transversal est de 5^{mm}.

Le tableau suivant fera saisir d'un coup d'œil les différences qui existent au point de vue des proportions entre la nymphe et l'insecte parfait :

Tableau indiquant les rapports entre les dimensions de la nymphe de la Libellule déprimée et celles de l'insecte parfait ([1]).

	Larve.	Insecte parfait.
Longueur totale.	0,025	0,041
» de l'abdomen...........	0,015	0,024
» du thorax..............	0,007	0,012
» de la tête.............	0,003	0,005

([1]) *Voir* les *Pl. I* et *II* qui représentent l'insecte parfait et sa larve de grandeur naturelle.

	Larve.	Insecte parfait.
Diamètre transversal des yeux......	0,001	0,005
» antéro-postérieur.........	0,002	0,003
Longueur des fourreaux...........	0,007	»
Longueur des ailes... { ant.......	»	0,036
{ post......	»	0,035

On sera d'autant plus frappé de ces chiffres et de leur écart que l'insecte parfait ne grandit pas progressivement. Il atteint les dimensions ci-dessus mentionnées immédiatement après la métamorphose, et les chiffres que je viens de donner ont été pris sur une Libellule éclose depuis une heure et sur sa propre enveloppe.

La métamorphose, chez ces animaux, est donc accompagnée, comme chez beaucoup d'insectes, d'une brusque augmentation de volume, poussée ici à un degré remarquable. C'est le mécanisme de cet accroissement subit que je me suis proposé de rechercher en suivant plus attentivement qu'on ne l'avait fait jusqu'ici toutes les phases de la transformation.

CHAPITRE III.

PHÉNOMÈNES PRÉCURSEURS DE LA MÉTAMORPHOSE.

Au moment où la température du printemps s'est assez accrue pour déterminer le passage des larves à l'état de nymphes, on voit celles-ci remonter en foule au bord de l'eau ou errer à la base des grandes herbes aquatiques. Si on les examine alors, on remarque que leur peau est terne et un peu plus claire, comme enfarinée; l'œil est sans transparence et l'abdomen n'offre plus sa teinte grise et unie habituelle. On entrevoit à travers le tégument les anneaux jaunâtres de l'abdomen du nouvel insecte.

Tous ces signes indiquent une métamorphose prochaine, laquelle s'accomplit presque toujours le matin, non pas immédiatement après le lever du soleil, mais dès que celui-ci commence à répandre de la chaleur, à peu près vers 9^h.

Les phénomènes qui se succèdent alors ont, en moyenne, une durée de deux heures, quelquefois moins si le soleil est chaud, souvent plus; mais, en général, au bout de deux heures la métamorphose est accomplie et le nouvel insecte prend possession du domaine de l'air, avec des yeux qui lui permettent de découvrir sa proie et des ailes assez fortes pour voler à sa recherche.

Cette courte période de temps comprend trois opérations différentes que la Libellule accomplit l'une après l'autre, et qui nous permettent de diviser la métamorphose en trois temps que nous étudierons successivement.

1° La nymphe se fixe aux corps environnants. — Période de fixation.

2° Elle se dépouille de son enveloppe. — Période de transfiguration.

3° Son corps est le siége de transformations qui l'amènent à l'état parfait. — Période de développement.

Cette troisième phase est la plus longue et présente

le plus d'intérêt au point de vue physiologique ; aussi l'ai-je étudiée plus particulièrement. Mais il est nécessaire de parler préalablement des deux premières périodes, parce qu'elles offrent toutes deux des détails intéressants.

CHAPITRE IV.

Iᵉʳ TEMPS. — PÉRIODE DE FIXATION.

Ainsi que je le disais tout à l'heure, c'est le matin surtout et par une journée bien ensoleillée qu'on voit les nymphes de Libellule grimper le long des plantes aquatiques avec une lenteur, une maladresse et des tâtonnements qui donnent de suite à penser que déjà l'ancien organe de la vision ne remplit plus ses fonctions, et que l'animal est uniquement guidé par le toucher. En effet, l'approche de la main ou d'un corps étranger ne l'influence en aucune manière, et, en procédant à un examen attentif, on voit que la peau de la tête est mouillée, molle ; que la cornée est soulevée, déjà détachée, et que le nouvel œil, encore recouvert par la peau de la nymphe que l'animal va quitter, n'a pas pris le développement nécessaire pour que la vision s'effectue. Il résulte de cet état de choses que, si cet organe conserve assez de sensibilité pour dis-

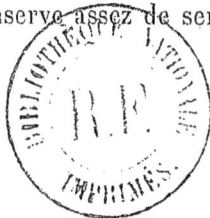

tinguer la lumière des ténèbres, il est incapable de
servir à une vision nette et distincte des objets.

C'est donc au milieu des plus grandes difficultés, et
avec une lenteur et une faiblesse de mouvement qui
indiquent la crise prochaine, que la nymphe parvient
à se hisser le long des herbes aquatiques, qu'elle
embrasse de ses pattes jusqu'à ce qu'elle ait trouvé un
endroit commode pour se fixer.

L'opération du fixage est extrêmement importante ;
c'est d'elle que dépend en grande partie le succès de
la métamorphose, car l'insecte quitte d'autant plus
facilement sa peau que celle-ci a contracté avec les
corps qui la supportent une plus complète adhérence.
On peut s'assurer de cette importance expérimentale-
ment : pendant que l'insecte sort de sa vieille peau,
si l'on vient à détacher une des pattes, la transformation s'arrête, l'animal s'épuise en efforts inutiles et
finit par tomber à l'eau, où il périt fatalement.

Après avoir tâtonné assez longtemps, la nymphe
arrête son choix sur une tige de grosseur telle, que ses
pattes puissent facilement l'embrasser, ou dans un
entrecroisement de feuilles. Alors, profitant des angles
de la tige ou du rebord des feuilles, elle pose, à che-

val sur ce bord, les deux crochets aigus qui terminent
ses tarses et les enfonce dans le parenchyme. Ce sont,
d'ordinaire, les pattes postérieures qui se fixent les
premières et le plus solidement, puis les médianes,
enfin les antérieures.

L'endroit choisi pour cette opération doit être tel
que les pattes occupent à peu près, quand elles sont
fixées, leur position naturelle. Si l'animal rencontre
une tige de bonne grosseur, soit un Carex, soit un
Butomus, il l'embrasse de ses pattes en les fixant par-
dessous.

Dans tous les cas, la fixation est si habilement com-
binée que, pendant la sortie de l'insecte, la vieille
peau ne bouge pas; et même, après que l'animal a
complétement abandonné cette dépouille, celle-ci reste
fixée solidement à l'endroit où a eu lieu la métamorphose, résistant au vent le plus violent, jusqu'à ce que
le frottement des branches voisines ou la pluie qui la
ramollit vienne la faire tomber. La Libellule, en se
fixant aux herbes, semble suivre deux règles, dont
l'une est invariablement observée et l'autre généralement remplie. La première est de prendre toujours
une position telle que son abdomen soit libre et pendant ; aussi recherche-t-elle le dessous des branches un

peu inclinées. Nous verrons, à propos du développement des ailes, ces organes si importants à la vie de
l'individu, la raison de cette attitude. La seconde condition, moins absolue, est de choisir le côté des herbes
exposé au soleil, dont la chaleur sera très-utile dans
les opérations ultérieures.

Les efforts que la nymphe a faits dans ce premier
temps sont considérables ; aussi s'est-elle souvent
arrêtée dans son ascension, qui n'est jamais longue,
car on trouve rarement des coques à plus de 0ᵐ,5o
au-dessus de l'eau.

Une fois fixée, elle paraît épuisée et reste quelque
temps dans une immobilité absolue. La durée de ce
repos est très-variable. La nymphe n'attend pas seulement, pour commencer sa transformation, le retour
de ses forces : elle attend aussi que l'air et le soleil,
auxquels elle s'est exposée, aient modifié favorable-
ment son tégument. Quand elle s'est fixée, sa peau
était encore humide et molle ; il faut que par la dessiccation elle devienne dure et cassante. Voilà pourquoi
les nymphes recherchent tant une bonne exposition.
Celles qui se métamorphosent au soleil accomplissent
leur transformation plus vite, plus facilement et plus
régulièrement que les autres.

Quand on observe une de ces nymphes, on voit la dessiccation s'annoncer par un changement progressif de coloration. Le tégument blanchit sous l'influence de l'air et de la chaleur. Ce changement se remarque d'abord sur les pattes, puis s'étend à tout le corps qui devient d'un gris clair, un peu jaunâtre. A ce moment nous touchons à la limite de la première période, et la deuxième, consistant dans la sortie de l'insecte, va commencer.

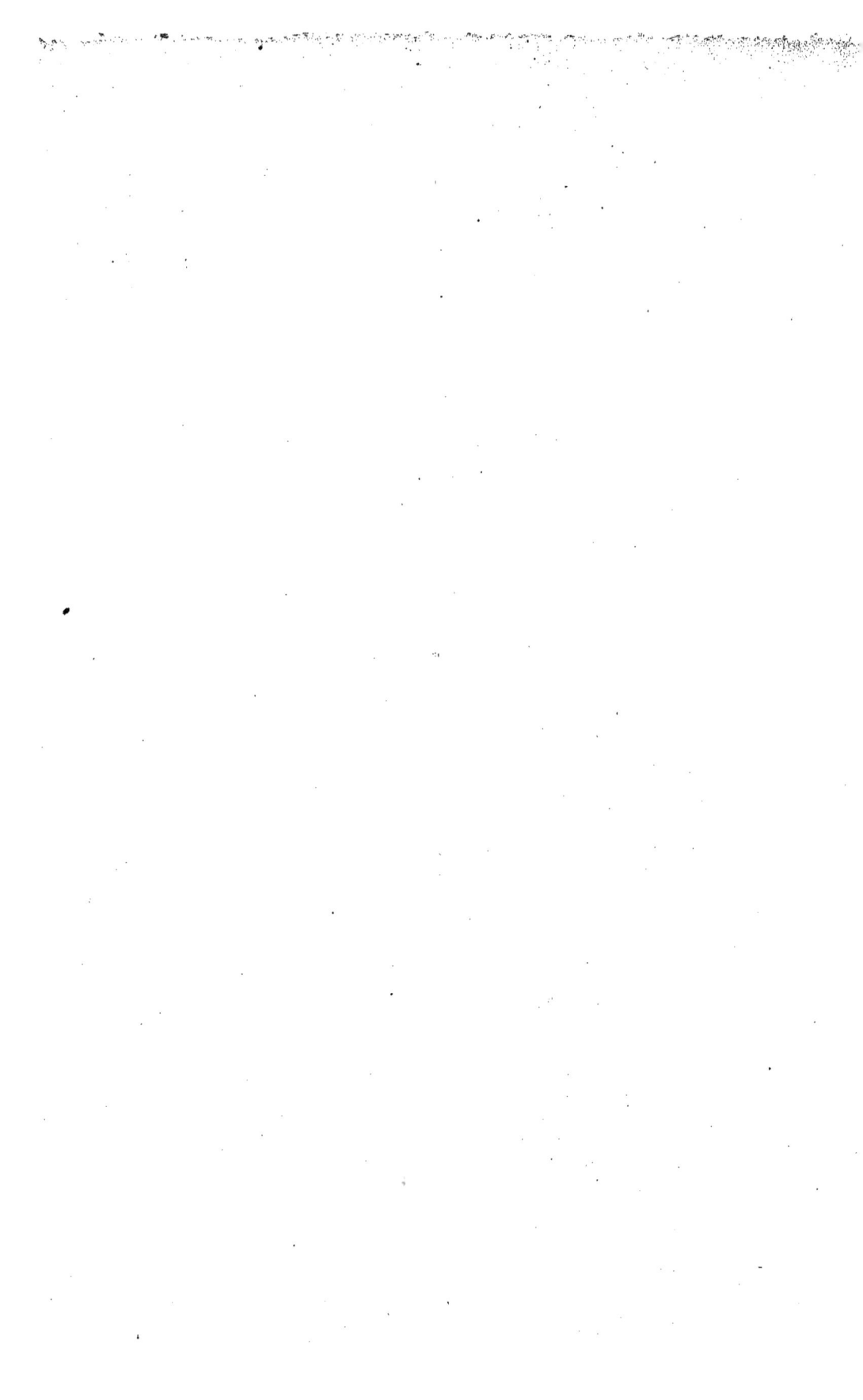

CHAPITRE V.

2ᶜ TEMPS. — PÉRIODE DE TRANSFIGURATION.

Ce temps commence au moment où le tégument est sec dans toutes ses parties. Il s'annonce par quelques mouvements particuliers que l'insecte fait décrire à son dos, ou, d'une manière plus précise, à la base de son thorax. On voit à plusieurs reprises les fourreaux où sont logées les ailes se soulever un peu en s'écartant et le thorax se bomber.

Il se produit alors une fissure dont le point de départ est le milieu des fourreaux; elle s'agrandit rapidement sous l'influence d'une légère poussée, s'étend jusqu'au cou, et l'on voit apparaître, entre les lèvres de cette fente, le sommet du thorax, qui ne tarde pas à s'élever en écartant les bords de la fente. Le nouveau thorax, à ce moment, est d'un ton jaune pâle, un peu verdâtre, très-analogue à celui du jade.

2.

Le thorax, en s'élevant ainsi, détermine l'écarte-
ment des deux bords de la fente primitive et l'allonge-
ment de cette fissure. La peau de la partie postérieure
de la tête se fend à son tour, suivant deux lignes qui
se dirigent latéralement. Cette fente sert à donner
passage à la tête lors de son dégagement; mais l'ouverture principale est celle qui occupe le sommet du
thorax. Elle s'ouvre largement, et c'est par là que sort
l'insecte.

Pendant que la peau du cou se fend, le thorax
s'élève de plus en plus, et la tête se trouve par conséquent retirée en arrière. A ce moment, le thorax se
trouvant presque complétement sorti, la tête se dégage
brusquement à travers la fente triangulaire de l'occiput. Le train antérieur de l'animal se trouve donc
libre, et alors, grâce à quelques mouvements de balancement latéral de la tête et du thorax, les ailes
quittent peu à peu leurs fourreaux.

Il serait bien impossible de reconnaître dans cet
état ces élégantes membranes qui frémiront dans
l'atmosphère, emportant la Libellule avec une admi-
rable légèreté. Elles sont représentées par de petits
cylindres aplatis, bouchonnés et informes, semblables
à de petits tortillons de papier. Leur longueur n'est

que de 7^{mm}, tandis que l'aile développée atteindra
bientôt 36^{mm}.

Aussitôt après les ailes, on voit apparaître les pattes
antérieures, qui se dégagent complétement et sortent
de leur étui. A partir de ce moment, la transfiguration
prend une physionomie plus active ; les mouvements,
jusqu'alors extrêmement lents, sont rendus plus
faciles, et ces nouvelles pattes, malgré leur état de
mollesse, sont d'un grand secours à l'animal. En effet,
il les accroche un peu au-dessus de l'endroit où il
s'était fixé, et, s'en servant comme d'un point d'ap-
pui, tire péniblement par la fente du thorax ses pattes
médianes, puis les postérieures et l'abdomen qui avait
déjà sensiblement progressé dans la coque.

La fente du thorax ne se prolonge jamais sur l'abdomen et, dans les coques que l'on recueille, on trouve
toujours celui-ci intact.

En observant de près l'insecte pendant cette der-
nière partie du dégagement, on voit sortir des orifices
stigmatiques, de chaque côté du corps, de longs filaments blancs, diminuant progressivement de volume,
et fixés aux endroits de la vieille peau correspondant
directement aux stigmates. C'est la cuticule interne

des trachées qui s'en va et reste fixée au tégument
externe, dont elle forme anatomiquement une dépendance. (Voir *Pl. II, fig.* 1.)

Au fur et à mesure que l'abdomen se dégage, tiré
de la vieille enveloppe par la contraction des pattes,
celles-ci s'accrochent au végétal, de telle sorte que, au
moment où la transfiguration est achevée, le nouvel
insecte se trouve placé à quelques centimètres au-
dessus de sa dépouille, dans une position verticale. Si
l'endroit lui paraît commode pour accomplir le troisième temps de sa métamorphose, il s'y arrête, sinon
il monte un peu plus haut.

Dans cet état ses mouvements sont très-bornés,
très-difficiles. Le corps n'a pas acquis son volume défi-
nitif; le tégument n'a pas une consistance suffisante,
les ailes sont incapables de fonctionner, et l'œil
énorme de l'insecte, encore comprimé, ne s'est point
épanoui pour la vision. C'est au parachèvement de
l'œuvre commencée qu'est destiné le troisième temps.

Chez un insecte exposé au soleil, par une température moyenne de 22° et dans de bonnes conditions
de vitalité, la transfiguration se fait vite. Beaucoup de nymphes ne mettent que dix minutes à sortir

de leur peau ; mais, si le temps est plus froid, si le
soleil s'est voilé, si l'insecte a été dérangé, ou si la
pluie est survenue, la durée de la transfiguration s'allonge plus ou moins. J'ai vu quelquefois, dans ces
cas, la nymphe mettre vingt, trente minutes et plus à
parcourir cette seconde période.

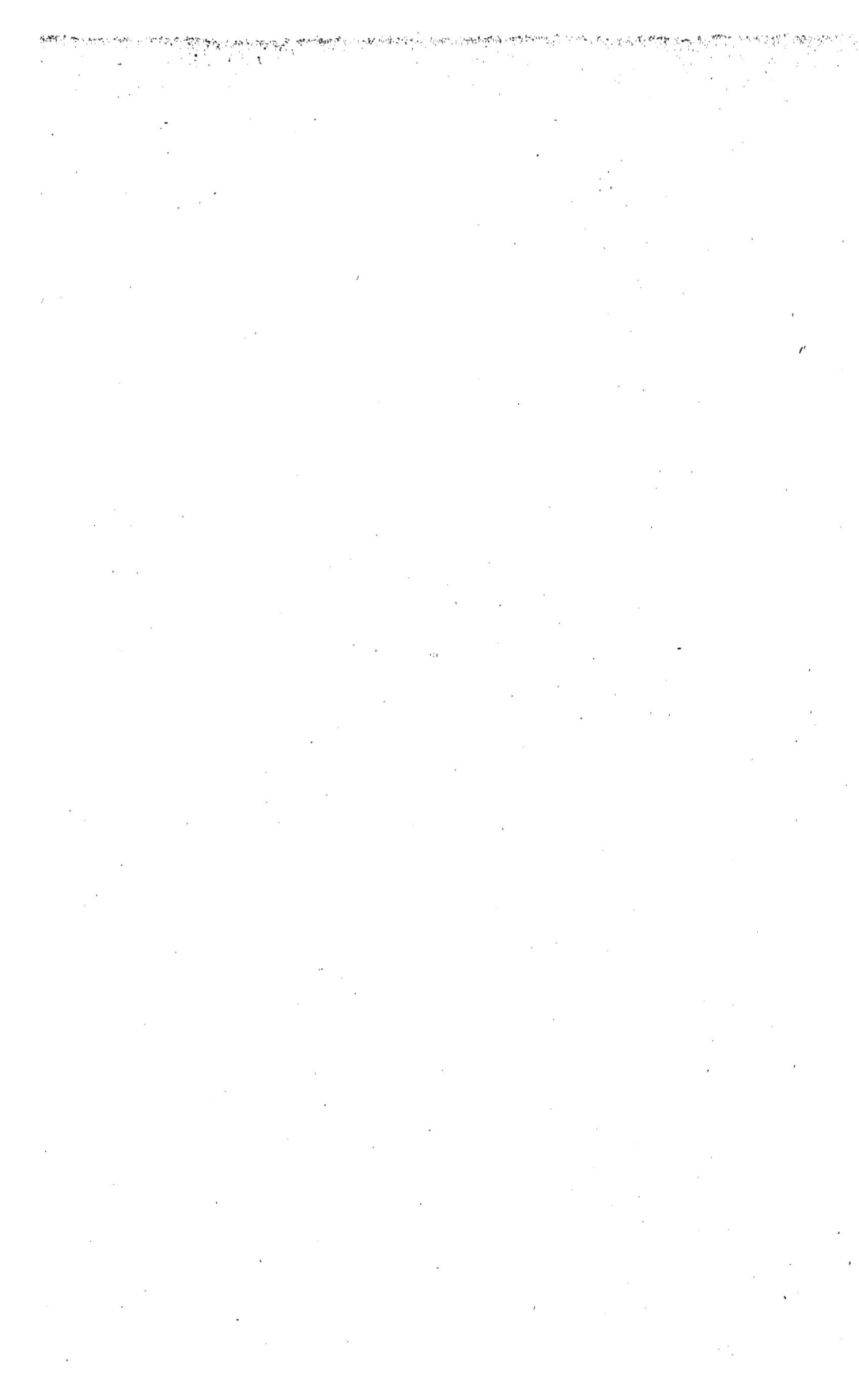

CHAPITRE VI.

3ᵉ TEMPS. — PÉRIODE DE TRANSFORMATIONS DÉFINITIVES.

Le nouvel insecte vient de sortir par l'ouverture
thoracique ; il a grimpé à quelques centimètres au-
dessus du point où s'est effectuée sa transfiguration,
laissant sa vieille peau fixée à la tige qui lui a servi
de support, comme témoin de cette opération, sorte
d'*ex-voto* à la nature. Il s'arrête alors, se tient immobile, et c'est à ce moment que commencent à s'opérer
chez lui ces transformations définitives qui vont en
faire un insecte parfait et donner la perfection définitive aux organes les plus nécessaires à sa nouvelle
existence. Mais, chose singulière, l'œil et l'aile, si
indispensables à un insecte chasseur qu'on peut dire
qu'ils le résument tout entier, sont précisément les
parties qui se complètent les dernières. C'est que tout
le reste de l'organisme va être employé à l'achève-
ment de ces deux appareils, et que, dès le début de la
métamorphose, tout est subordonné chez l'insecte à

leur perfectionnement. J'avais bien saisi déjà, en assistant à un certain nombre d'éclosions, cette sorte de consensus général des phénomènes qui tiennent sous leur dépendance cette double opération; mais, quand je pénétrai dans le détail de ces faits, je fus surpris de voir toutes les parties du corps prêter un concours aussi actif à la formation de l'œil et de l'aile. Je fus étonné surtout de voir des organes qu'on n'aurait certes pas soupçonné d'intervenir en cette affaire, comme le tube digestif, prêter un concours actif à la métamorphose, y jouer un rôle des plus importants. Mais n'anticipons pas sur les faits et voyons ce qui se passe chez l'insecte que nous avons laissé immobile sur la branche.

Changement de coloration.

Le premier et le plus frappant des phénomènes qu'on observe alors est le changement de coloration. Depuis le moment où le thorax s'est montré à l'air, on a pu remarquer que sa couleur changeait, pour ainsi dire, à vue d'œil; le vert passe au jaune pâle, celui-ci au jaune d'or, et ce dernier au brun éclatant; de telle sorte qu'au commencement du troisième temps certaines parties de la tête et du thorax sont déjà

revêtues des belles couleurs qui parent l'insecte parfait. Les poils sont devenus entièrement noirs, ainsi
que certaines parties des pièces de la bouche.

Pendant que la couleur change, le tégument prend
de la dureté. Il y aurait sans doute des recherches
bien intéressantes à faire sur le développement rapide
du tégument à ce moment de la vie de l'insecte, mais
le temps ne m'a pas permis de les entreprendre, et je
signale ce point à l'attention des histologistes.

L'abdomen, qui est sorti le dernier, conserve
encore sa couleur pâle, et l'on remarque, appliqués à
sa partie dorsale supérieure, ces petits bouchons pelo-
tonnés qui vont se convertir en ailes et qui sont eux-
mêmes presque blancs.

Je reviendrai plus spécialement sur la coloration
des ailes; portons maintenant notre attention sur les
modifications dont le corps de l'insecte est le siége
dès le commencement du troisième temps de la métamorphose.

Gonflement du corps.

Nous voyons apparaître simultanément trois phénomènes qui paraissent marcher ensemble dans un

étroit rapport. Le corps se gonfle, la tête grossit et les ailes s'allongent.

Le gonflement du corps précède les deux autres phénomènes et paraît les entraîner dans sa marche. C'est assurément le trait le plus saillant et le plus curieux de la métamorphose chez la Libellule. Il arrive à un degré si remarquable que la forme de l'animal est entièrement changée, condition très-favorable à l'observation. Chez la plupart des insectes, l'abdomen étant cylindrique, les phénomènes de compression dont il est le siége pendant la métamorphose ont pu passer inaperçus; mais, dans le cas présent, cela est impossible. Ayant observé ce fait une fois par hasard, je fus tellement frappé de sa singularité que j'employai tous mes efforts à en pénétrer la cause.

Le nom de *Libellule déprimée* a été donné à l'insecte qui nous occupe à cause de la forme particulière que présente son abdomen. Il est très-aplati de haut en bas. Comme dans toute la famille des Libellulides, la face dorsale des anneaux, le tergite, pour employer le terme consacré, est formée d'une seule pièce, unie et arquée; mais la face inférieure, le sternite, est formée de deux plaques articulées avec les tergites par une partie membraneuse, et séparées par un sillon médian profond, également membraneux, permettant à l'abdomen de se dilater et d'exécuter des mouvements respiratoires très-énergiques. A ce moment rien de semblable n'existe ; l'abdomen est devenu peu à peu cylindrique et tellement gonflé que les deux pièces des sternites, que l'on distingue très-bien, et le sillon, dont on voit parfaitement la place, décrivent une demi-circonférence parfaite et sont dans un état de distension énorme. L'insecte est alors beaucoup plus volumineux qu'une Libellule adulte, et surtout n'a pas la forme aplatie qui la caractérise. Cette augmentation de volume est d'autant plus frappante que la coque, indice du volume primitif, est là, au-dessous, comme un terme de comparaison.

Le gonflement du corps, ainsi que je le faisais observer, n'apparaît pas brusquement ; il est lent et progressif. Il commence presque immédiatement après la transfiguration. Le thorax se gonfle le premier, puis l'abdomen, et le gonflement augmente jusqu'au moment où les yeux ont atteint leurs dimensions normales et où les ailes, complétement déplissées, sont parvenues à leur longueur habituelle ; à partir de ce moment, il reste stationnaire et l'animal garde cet étrange aspect jusqu'à ce que le troisième temps de la métamorphose soit entièrement accompli. Cette

distension du thorax et de l'abdomen rend l'étranglement thoraco-abdominal beaucoup moins apparent que
chez l'insecte parfait.

Lorsque le tégument a pris sa couleur et sa consistance normale, les ailes leur solidité, l'œil ses fonctions, alors le gonflement du corps diminue rapidement; le sillon ventral apparait, et les mouvements
respiratoires s'établissent.

Telles sont les phases que parcourt ce singulier
phénomène et ses relations avec le développement des
ailes et de l'œil. Nous allons voir plus loin quel est le
mécanisme et le but du gonflement du corps; mais ne
perdons pas de vue ce qui se passe simultanément
dans les yeux et les ailes.

Modification de l'œil.

J'ai signalé déjà la différence remarquable d'aspect
et de dimensions qui distingue les yeux de la nymphe
de ceux de l'insecte parfait. C'est à ce point qu'on
peut dire que l'œil se renouvelle en entier, que celui
de la nymphe disparait (non sans laisser un vestige)
pour faire place à ces yeux énormes de l'insecte par-

fait, qui occupent presque toute la tête. Mais, au
moment où la transfiguration a lieu, les parties latérales de la tête ne forment pas encore cette saillie
remarquable qu'elles offriront de chaque côté. L'œil,
en un mot, n'est pas proéminent comme chez l'insecte
adulte. Le carrelage cornéen qui garnit les parties
latérales existe, mais comprimé et aplati sur le fond
rétinien. On dirait un œil dans lequel les liquides
intérieurs feraient défaut. C'est seulement au moment
où le thorax de l'insecte commence à se gonfler que
l'organe de la vision augmente rapidement de volume
et, par ce fait, la tête paraît grossir aussi et participer
au gonflement général.

Au fur et à mesure que l'œil de la Libellule grossit
et s'arrondit, les facettes qui correspondaient à l'œil
primitif sont poussées en arrière, où elles se groupent
sur le bord postéro-latéral, formant ainsi une échan-
crure qui reste apparente chez l'insecte parfait. Ce
n'est que lorsque ce nouvel œil a atteint tout son développement que sa couleur blanc verdâtre se fonce et
que sa surface offre cet aspect grenu qui indique que
l'épanouissement de la mosaïque régulière des cor-
nées est terminé. Le développement des yeux est
rapide, précède celui des ailes et coïncide avec le gonflement du thorax; il est à peu près achevé vingt

minutes après la sortie de la tête ; à ce moment, cette partie du corps est encore d'une coloration verte, sauf le bord dentelé des mandibules qui est déjà noir.

Étudions maintenant les phénomènes dont les ailes sont le siége.

Modification de l'aile.

L'aile de la Libellule déprimée, remarquable par ses dimensions, l'est encore plus par les taches pigmentaires d'un ton brun et or qui en ornent la base, et une longue facette située près de l'extrémité du bord antérieur : on la nomme *auréole marginale* ou *radiale*. L'aile est finement réticulée, et sur cette élégante nervation est jetée une gaze d'une transparence parfaite. Cette gaze est formée de deux membranes accolées, ainsi que M. Blanchard l'a très-bien décrit dans son bel ouvrage sur les métamorphoses des Insectes. Les nervures de l'aile sont creuses, et le canal qu'on trouve à leur intérieur a été rapporté généralement, par les anciens naturalistes, à l'appareil respiratoire et regardé comme une dépendance des trachées. On sait aujourd'hui que si, chez l'insecte adulte, ce canal ne contient en effet que de l'air, il n'en est pas de même pendant la métamorphose. Mes propres observations ont confirmé de tout point l'opinion admise aujourd'hui par MM. Blanchard et Künckel que ces canaux de l'aile appartiennent à l'appareil circulatoire, et j'ai vu clairement que, si plus tard ils sont vides et servent à alléger l'aile, tout en augmentant sa solidité, ils sont, à ce moment de la vie de l'insecte, le siége d'une circulation sanguine active, circulation destinée à donner à cet organe sa forme et à lui faire acquérir sa consistance et sa coloration.

Ce qui frappe tout d'abord dans les ailes d'une Libellule qui vient de se transformer, c'est leur décoloration complète et la manière singulière dont elles sont bouchonnées sous le plus petit volume possible.

Au moment où l'aile sort du fourreau, elle a la longueur de celui-ci, c'est-à-dire à peine 7^{mm}. C'est un petit cylindre légèrement aplati, ne s'étendant pas au delà du troisième zoonite de l'abdomen. En observant attentivement les phénomènes qui suivent la transfiguration, on voit qu'en même temps que la période de gonflement sur laquelle nous venons d'insister s'effectue, l'aile s'allonge insensiblement et augmente de surface. Ce développement est si intimement lié au gonflement du corps qu'on ne peut douter

3

que l'un ne soit la conséquence de l'autre, et que celui-ci n'ait pour but de pousser le liquide sanguin dans ces organes avec assez de force pour en opérer la distension et le déplissement.

En suivant de l'œil le développement de l'aile, on s'assure qu'elle n'est point repliée dans le fourreau en larges plis, ainsi que la grosse nervure qui semble la séparer en deux parties pourrait le faire supposer, mais qu'elle est gauffrée et forme une multitude de petits plis tellement fins, qu'au premier abord l'élongation se fait sans qu'on puisse concevoir comment.

Le développement des ailes ne commence pas avec le gonflement du thorax; il n'a lieu qu'après celui-ci et après le complet épanouissement de l'œil; il coïncide donc avec le gonflement de l'abdomen. Sans doute il est probable que, pendant le gonflement du thorax, il s'est déjà fait dans l'aile un travail latent, préparatoire au déplissement, mais cette modification n'est pas sensible à l'œil; c'est seulement au moment où le thorax est déjà très-dilaté, où la tête a pris son volume normal et où le gonflement gagne l'abdomen qu'on voit les ailes s'agrandir sensiblement.

L'insecte a mis un quart d'heure à se transfigurer, le thorax et les yeux ont demandé dix minutes pour se

gonfler et se développer; c'est donc environ une demi-
heure seulement après le commencement de la métamorphose, et un quart d'heure après la sortie de la
nymphe que les ailes commencent à s'allonger. Une
fois commencé, le développement marche vite ; en trois
ou quatre minutes leur extrémité atteint le milieu de
l'abdomen ; trois ou quatre autres minutes après, elles
arrivent à l'extrémité du corps; dix minutes après,
elles ont deux fois la longueur de l'abdomen et sont
arrivées, par conséquent, à leur maximum de développement. Pendant cet espace de temps d'une vingtaine
de minutes, la distension du corps est arrivée à son
maximum, l'abdomen est aussi distendu que possible
et le thorax semble s'être gonflé encore davantage.

Les ailes ont enfin atteint leur taille définitive. Elles
présentent alors un singulier aspect; elles ne sont pas
minces comme celles de l'insecte parfait; elles sont
sensiblement épaisses, molles, luisantes et d'un blanc
verdâtre uniforme ; on dirait du papier à filtrer mouillé.
On n'y observe aucune trace des taches colorées qui
s'y montreront dans quelques instants. La nervation
est blanche comme le reste (voir *Pl. II, fig.* 5 et 6).

La mollesse de ces organes à ce moment explique
pourquoi les nymphes recherchent toujours une posi-

tion verticale; c'est afin que leurs ailes, pendant libre-
ment à l'air, puissent se développer droites par le fait
même de leur pesanteur.

Parmi les nombreuses Libellules que j'ai vues se transformer, je n'en ai pas vu une seule manquer à cette
règle, et d'instinct elles paraissent comprendre, dès
le début de leur métamorphose, l'importance de cette
position ; aussi tous leurs efforts sont-ils dirigés vers
ce but. Si l'on vient à courber une tige où se tient une
Libellule arrivée à cette période, de manière à changer
sa position, ses ailes molles et sans consistance se
rabattent sur son corps comme du papier de soie
mouillé, et l'on voit cet insecte, passant de son immobilité à une agitation extraordinaire, employer tous
ses efforts à reprendre une position favorable ; il glisse
immédiatement sous la tige et laisse de nouveau
pendre dans l'espace ses ailes libres de tout contact.

Sensibilité de l'aile.

Le moindre attouchement des corps étrangers est
perçu alors par ces organes avec une délicatesse ex-
trême et dont il y a lieu d'être surpris si l'on réfléchit
que chez l'insecte adulte ils sont tout à fait insen-

sibles. Quelque précaution qu'on prenne pour les toucher, on n'y parvient pas sans exciter chez l'animal
des mouvements de retraite. L'aile n'est pas assez
résistante pour que l'insecte puisse la mouvoir, et les
pièces chitineuses qui servent d'intermédiaire à cet
organe et aux muscles du thorax n'ont pas assez de
fermeté pour pouvoir transmettre le mouvement aux
ailes. Il est très-probable d'ailleurs que les masses
musculaires thoraciques sont gênées par le fait de la
distension du corps. Toujours est-il que l'animal, ne
pouvant éviter le contact des corps étrangers en abais-
sant ou en soulevant l'aile, se déplace en totalité avec
une agitation qui contraste singulièrement avec la lenteur de ses mouvements habituels. On peut toucher
l'abdomen sans déterminer de pareils mouvements.
Cette sensibilité est si exquise qu'au moment où l'on
touche l'aile, ne fût-ce qu'avec la pointe d'une fine
aiguille ou un cheveu, sans la pousser ou lui im-
primer un mouvement de balancement, l'animal se
déplace aussitôt. Je ne crois pas qu'on ait jamais
signalé dans ces organes la présence de filets nerveux;
il serait peut-être nécessaire de reprendre d'une manière spéciale cette question. J'incline plutôt à penser
que, dans ce cas, il se fait une transmission vibratoire
s'irradiant au moyen du liquide qui remplit l'aile vers
la base de cet organe où se distribuent les nerfs des

ganglions thoraciques; de sorte que les moindres exci-
tations portées sur l'extrémité de l'aile sont nettement transmises aux centres nerveux.

On n'observe rien de pareil chez l'insecte parfait,
où l'aile ne jouit que d'une sensibilité très-obtuse, et,
quand on suit ce phénomène pendant cette période
de la métamorphose pour savoir ce qu'il devient, on
voit que la sensibilité diminue progressivement à mesure que l'aile devient sèche et foliacée.

Abordons maintenant les phénomènes de coloration
et de nutrition spéciale dont ces organes sont le siége
pendant le troisième temps de la métamorphose.

Coloration de l'aile.

Ainsi que je le signalais plus haut, l'aile est, au
début, incolore ou d'un blanc légèrement verdâtre.
Elle reste ainsi pendant tout son déplissement, et c'est
tout au plus si le ton verdâtre s'accentue assez pour
passer à un jaune vert très-pâle. Mais, dès que la surface a atteint son étendue normale, on ne tarde pas à
remarquer que la base de l'aile et l'aréole marginale
prennent un ton un peu différent. La teinte vert tendre

primitive tourne au gris dans ces points, et ce gris devient insensiblement plus intense.

Dans mes premières observations, frappé de ce changement rapide de coloration et cherchant à en pénétrer la cause, j'avais pensé qu'il y avait, dans certaines aréoles, une matière pigmentaire, préalablement déposée, et je supposais que cette matière, de nature photogénique, brunissait sous l'influence de la lumière à laquelle l'insecte était exposé.

Pour vérifier mon hypothèse et savoir si la lumière a quelque influence sur la production des taches de l'aile, je coupai l'extrémité de cet organe et je renfermai la facette marginale, non encore colorée, dans l'obscurité pour la comparer le lendemain avec une autre facette également détachée, mais laissée à la lumière. Quand on pratique cette section, il est impossible de ne pas se rallier à l'opinion des naturalistes qui ont affirmé que l'aile contient du liquide à ce moment. On voit en effet suinter de l'extrémité coupée, principalement à l'endroit des nervures, de grosses gouttes d'un liquide vert tendre très-limpide. J'ai voulu voir si ce liquide possédait les caractères du sang; après l'avoir recueilli sur une plaque de verre, j'ai vu qu'il se desséchait en laissant un vernis albumineux épais. Sa réaction est alcaline, et l'examen microscopique y montre des corpuscules doués de mouvements amyboïdes, ainsi que des granulations pigmentaires très-fines. Ce qui a pu faire douter que ce fût du sang, c'est la couleur verdâtre, qui n'est pas la couleur normale du sang de l'insecte parfait. Ce sont précisément ces granulations pigmentaires qui donnent au sang ce caractère particulier qu'on ne retrouve plus chez l'adulte. Il n'y a donc pas de doutes à avoir sur la nature du liquide de l'aile. Ce n'est pas un liquide spécial, c'est du sang; et s'il était besoin d'une preuve encore plus convaincante, il suffirait de comparer ce liquide avec celui qu'on obtient en piquant une patte ou en incisant légèrement le tégument du thorax. Il y a similitude parfaite entre ces deux liquides.

Par où le sang se répand-il dans l'aile? On s'assure facilement, en pratiquant une ouverture à la nervure costale, que le canal qui occupe son centre en contient abondamment et sert à la circulation intra-alaire. Mais les petites nervures en contiennent aussi; car, si l'on en sectionne quelques-unes vers l'extrémité de l'aile, on voit s'écouler le liquide vert dont je viens de parler. Bien plus, ce liquide ne se contente pas de circuler dans les nervures, il pénètre au delà et se répand dans le parenchyme lui-même, si bien que les aréoles en sont imprégnées. Les deux membranes de l'aile qui seront intimement unies tout à l'heure sont alors écartées, ce qui donne à l'aile son aspect épais. Il est facile de se convaincre qu'elles sont séparées par du liquide en piquant avec précaution, au moyen d'une aiguille très-acérée, le centre d'une des aréoles sans toucher à la nervure. On voit alors une gouttelette verte sourdre immédiatement par la piqûre. Cette expérience n'est pas facile à réaliser sans intéresser les nervures, ce qui tient à la sensibilité de l'aile dont j'ai parlé plus haut, sensibilité qui fait que l'insecte évite le moindre contact.

Je suis parfaitement d'accord sur ce point avec MM. Weismann, Landois et Künckel d'Herculaïs, et il est absolument certain que, pendant la période du dé-plissement des ailes, ces organes contiennent du sang. Ce sang est répandu dans les canaux des nervures et dans le parenchyme. Les canaux de l'aile ont évidem-ment pour but de concourir à la circulation de l'organe et font partie à ce moment de l'appareil circulatoire.

Ce sont précisément ces canaux et l'air qui se trouve à leur intérieur chez l'insecte adulte qui ont fait supposer à certains naturalistes, parmi lesquels

on peut citer Oken, de Blainville, Latreille et M. Pla-
teau, que les ailes des insectes sont des dépendances
de l'appareil respiratoire, des trachées développées au
dehors. M. Künckel d'Herculaïs a déjà fait justice de
cette théorie, dans son *Traité de l'organisation des
Volucelles*, en la combattant au moyen de considéra-
tions anatomiques et embryogéniques très-puissantes.
La présence du sang dans l'aile pendant la métamorphose et le rôle qu'il y joue nous fournissent encore un
argument pour repousser cette manière de voir. Il n'y
a pas d'exemple qu'à aucune époque du développement d'une partie quelconque de l'appareil respiratoire le sang y pénètre et y joue un rôle analogue à
celui qu'il remplit ici dans l'aile.

Quand on vient à blesser l'aile en un point quelconque, un autre phénomène nous frappe : c'est la
rapidité avec laquelle sort ce liquide et son abondance,
relativement à la faible taille de l'insecte. Ces deux
phénomènes démontrent clairement que le sang con-
tenu dans l'aile est soumis à une assez forte pression. Quelle en peut être la cause ? On ne peut guère
la rapporter aux contractions du vaisseau dorsal ;
celles-ci sont visibles, grâce à la transparence de l'animal ; mais leur fréquence et leur énergie paraissent
être très-faibles à cette époque de la vie. Le vaisseau

dorsal ne se contracte guère que six à sept fois par minute, tandis que chez l'insecte complétement développé il se contracte cinquante ou soixante fois.

Le point capital qui nous reste à élucider c'est la cause de cette pression, car les ailes, étant des organes inertes, privés par eux-mêmes de tout moyen d'action, sont incapables de se déplisser spontanément.

Avant d'aborder cette question, revenons à la coloration des aréoles que nous avons laissées séparées du corps, l'une dans l'obscurité et l'autre à la lumière. Les ayant comparées toutes deux au bout de vingt-quatre heures, je vis qu'elles présentaient exactement le même espect. La coloration de celle qui était restée à la lumière n'avait pas augmenté, et celle que j'avais conservée dans l'obscurité, et qui avait été coupée en même temps que l'autre, offrait une teinte égale en intensité à la première. Par conséquent, rien dans les phénomènes de coloration de l'insecte ne rappelle les procédés photogéniques; la lumière n'intervient que d'une manière secondaire pour développer les couleurs éclatantes de l'insecte, et ce phénomène est sous la dépendance immédiate de la circulation. L'expérience précédente suffit à prouver qu'une fois la circulation abolie la coloration reste stationnaire. Nous

verrons plus loin comment on peut se rendre compte
de la rapidité et de l'intensité de la coloration par
l'afflux de sang qui a lieu dans les organes périphé-
riques.

Causes de la pression du sang dans l'aile.

Nous avons établi plus haut, avec certitude, que le
sang qui se trouve répandu dans l'aile de la Libellule
y est à l'état de pression ; il est non moins évident que
c'est cette pression qui distend l'aile et la déplisse :
c'est donc l'origine de cette force qu'il faut rechercher. Différentes causes peuvent lui donner naissance :
les contractions du vaisseau dorsal, la contraction des
muscles thoraciques.

La contraction du vaisseau dorsal ne peut pas être
admise pour expliquer ce phénomène : j'ai dit pourquoi dans le Chapitre précédent. La contraction des
muscles thoraciques a été adoptée par M. Künckel
d'Herculaïs qui, après avoir fait l'exposé des diverses
opinions émises à ce sujet, s'arrête (*loc. cit.*, p. 82) à
l'idée que la pression du sang est occasionnée par le
roidissement de ces muscles. Peut-être en est-il ainsi

chez la Volucelle et les Diptères, mais chez la Libellule ce mécanisme est tout différent.

J'ai déjà dit qu'un des traits saillants de la métamorphose, chez cet insecte, consiste dans une défor-
mation très-caractéristique du corps, dans un gonflement qui donne à la Libellule une physionomie si
particulière qu'on la reconnaîtrait à peine en ce moment.

La transparence de l'insecte ainsi gonflé indique que
la distension du corps est due à de l'air. En effet, si
l'on vient à donner un coup de ciseaux dans l'abdomen,
on voit le corps se dégonfler comme un ballon qu'on
vient de percer. Il n'y a donc pas de doute possible
sur ce point : de l'air pénètre dans le corps du nouvel
insecte et en opère le gonflement ; mais je fus tout
d'abord frappé de ce fait qu'à ce moment les fonctions
de respiration ne sont pas encore établies, et je me
demandais comment il se faisait que les trachées et les
sacs à air de la Libellule pussent se remplir et se gonfler à ce point, alors que les mouvements respiratoires
n'existent pas encore. Ceux-ci ne peuvent s'effectuer
qu'au moyen du sillon abdominal, lequel est alors
effacé par la distension du corps. Quand on suit la
métamorphose jusqu'au bout, on voit que ce n'est qu'à

partir du moment où le développement des ailes est
terminé que, le corps se dégonflant, le sillon abdominal apparaît et que la respiration s'établit d'une
manière normale avec ce rhythme remarquable qu'elle
offre chez beaucoup d'insectes, et en particulier dans
la famille des Libellulides. Ce n'est donc guère qu'environ deux heures après le commencement de la métamorphose que la fonction de respiration commence à
s'établir normalement. Ces réflexions me conduisirent
à examiner de plus près ce phénomène, et d'ailleurs
un autre fait qui m'avait frappé dans les expériences
auxquelles je m'étais livré sur des Libellules en voie
d'éclosion me revint à l'esprit à ce moment : c'est la
soudaineté avec laquelle s'opère le dégonflement de
l'animal quand on vient à le piquer ou à l'inciser légèrement. Il ne me semblait pas naturel que chez la
Libellule, où l'appareil respiratoire est formé, indé-
pendamment des trachées, de sacs à air assez volumineux, reliés entre eux par des conduits ramifiés et
étroits, il ne me semblait pas naturel, dis-je, qu'une
simple piqûre pût entrainer un dégonflement aussi
instantané que celui qui a lieu dans ce cas.

Je me mis donc à disséquer sous l'eau quelques-uns
de ces insectes, et, pendant que je fixais l'animal au
fond du baquet à dissection, l'air s'échappait abondam-

ment sans qu'il me fût possible de voir par où ; mais,
ayant continué mon opération, je fus très-surpris de
trouver les sacs à air complétement vides, aplatis et
encore gaufrés. J'en pouvais conclure avec certitude
que l'air n'y avait pas encore pénétré, car on sait avec
quelle ténacité l'air séjourne dans les sacs aériens des
insectes qui ont respiré et qu'on ouvre sous l'eau.
Quant aux trachées, elles étaient remplies d'air, mais
présentaient un volume un peu inférieur à celui
qu'elles ont à l'état normal. Il ressortait donc de cet
examen de l'appareil respiratoire que, pendant la
période de gonflement, celui-ci est en grande partie
vide d'air, et que ses fonctions n'ont pas encore commencé.

Rôle du tube digestif.

Il était donc impossible de songer à faire jouer ici
aucun rôle à l'appareil respiratoire dans ce phénomène
important du gonflement, qui, de prime abord, semblait cependant lui revenir de droit.

J'étais toujours gêné dans cette recherche par la
sortie tumultueuse de l'air qui s'échappait dès que je
fixais l'animal sous l'eau. Je crus remarquer pourtant

que le dégagement avait lieu par la partie supérieure
du corps plutôt que par les côtés, ce qui pourtant eût
été le cas, si l'air était sorti par les stigmates. Je
ne pouvais parvenir à saisir sur place le corps du
délit.

Admettre que l'air pénétrât dans l'interstice des
tissus me répugnait comme une idée tout à fait anti-
physiologique.

J'eus donc recours à l'expédient suivant : prenant
une Libellule arrivée au plus fort de la période de
gonflement, j'engageai l'extrémité de l'abdomen dans
une pince à pression continue, et rapidement je jetai
une anse de fil autour du cou en l'assujettissant par un
nœud très-serré. J'établis ensuite une seconde ligature au-dessus de la pince qui avait saisi seulement
l'extrémité de l'abdomen. J'eus la satisfaction de voir
que, cette opération terminée, aucun dégonflement ne
s'opérait, bien que l'animal eût donné des marques
évidentes de douleur. J'immergeai alors l'insecte et,
l'ayant fixé, je le disséquai avec la plus grande précaution. A peine l'abdomen était-il fendu dans sa longueur que le tube digestif, gonflé comme une outre
et transparent comme de la baudruche, s'offrit à mes
regards. Je poursuivis l'opération, dégageai le thorax

jusqu'à la ligature et je vis, dans le thorax aussi bien que dans l'abdomen, le tube digestif distendu outre mesure, emplissant littéralement toute la cavité du corps, depuis la bouche jusqu'à l'anus. Au-dessus se trouvaient les sacs à air aplatis et vides, le vaisseau dorsal pressé contre la voûte de l'abdomen, les muscles thoraciques comprimés et refoulés contre les pièces chitineuses du thorax.

J'ai retrouvé depuis constamment cette disposition dans toutes les Libellules que j'ai disséquées en prenant la précaution que j'indique, et il est hors de doute que le tube digestif joue ici un rôle très-peu en rapport avec ses fonctions habituelles et très-intéressant. Il faut remarquer d'ailleurs qu'à ce moment le tube digestif ressemble beaucoup plus à celui de la larve qu'à celui de l'insecte parfait; ses différentes régions ne sont pas encore nettement indiquées comme chez l'adulte. C'est un tube à parois minces dont le calibre est sensiblement le même d'un bout du corps à l'autre, avec un simple étranglement qui correspond au sillon thoraco-abdominal. Sa portion inférieure rappelle tout à fait le large rectum des larves. Je me propose de revenir, dans un prochain travail, sur les particularités qu'il présente à ce moment au point de vue anatomique, sujet qui mérite d'être traité à part.

4

Je me borne, pour le moment, à insister sur la question physiologique de l'ampliation du corps, et je crois pouvoir conclure de mes observations que les changements qui s'opèrent dans le corps de l'insecte pendant sa métamorphose ont pour point de départ et pour cause une fonction curieuse et restée obscure jusqu'ici, dont le tube digestif est l'organe.

CHAPITRE VII.

ENSEMBLE DES PHÉNOMÈNES.

Maintenant que nous sommes fixés sur la cause de la pression du sang et, par conséquent, sur le point de départ des phénomènes d'évolution qui constituent la métamorphose, il est bon de jeter un coup d'œil rétrospectif sur les faits que nous avons analysés et de les grouper autour de leur cause première.

Dès que la tête de l'insecte est sortie de son enveloppe, celui-ci déglutit de l'air : il en emmagasine peu à peu dans son tube digestif autant qu'il en peut contenir. C'est par la bouche que l'air est introduit, car le thorax est déjà gonflé à une époque où l'abdomen ne l'est pas encore.

L'introduction forcée de l'air a pour résultat de déterminer une pression toujours croissante sur les organes intérieurs qui cèdent au fur et à mesure que

4.

les téguments se déploient, jusqu'à ce qu'ils aient atteint leur maximum de distension. A ce moment, quand le tégument est aussi distendu que possible, l'introduction de nouvelles quantités d'air ne peut plus avoir pour résultat que de refouler le liquide sanguin vers la périphérie. Celui-ci se porte donc vers la tête, les pattes et les ailes. Dans les pattes il trouve des étuis chitineux déjà résistants, mais dans la tête le liquide sanguin rencontre les yeux qui attendent une pression suffisante pour se distendre, et il accomplit ce travail.

Du côté des ailes il en est de même ; chassé de l'intérieur du corps par l'augmentation de volume qu'éprouve le tube digestif, le sang pénètre dans les canaux des nervures de l'aile, s'insinue dans le parenchyme, le distend, le déploie peu à peu. Lorsque le déplissement a été poussé aussi loin que possible, les ailes sont étendues et le sang y circule encore quelques instants, abandonnant dans les aréoles de la base et de l'extrémité la matière pigmentaire qui doit les colorer. Cette matière n'y est pas déposée à l'avance, elle y est apportée par la circulation au moment même. Il est facile de s'en assurer en coupant des ailes de Libellule à différentes époques de leur métamorphose. Celles qu'on a coupées au moment où

l'aréole marginale commence à devenir grise restent
dans cet état sans acquérir plus de coloration. Tous les
phénomènes de nutrition sont remarquablement ac-
tivés à la périphérie du corps par l'abondance du sang
qui s'y porte ; aussi le durcissement de l'enveloppe
chitineuse et sa coloration marchent-ils très-vite. Les
organes internes auront leur tour de transformation
plus tard, mais pour le moment ce qu'il y a d'absolument indispensable, comme la charpente, les yeux, les
ailes, se constitue rapidement pour subvenir à la première des nécessités, celle de la lutte pour l'existence.

Dès que la coloration des ailes a atteint le ton brun
foncé de l'insecte parfait, ces organes deviennent peu
à peu foliacés, solides, élastiques ; le liquide intérieur
disparaît et les deux membranes se rapprochent et se
soudent pour n'en plus former qu'une seule. L'insecte
alors a changé de position : il se présente avec son
attitude normale, les ailes étendues horizontalement ;
il peut voler si on le touche. C'est alors qu'on voit le
corps diminuer progressivement de volume, l'abdomen
se contracte, s'aplatit, et le sillon respiratoire apparaît
à sa partie inférieure. En même temps les mouvements respiratoires s'établissent, lents d'abord et irré-
guliers, ils s'accélèrent et s'accentuent peu à peu jusqu'à arriver à l'amplitude et au rhythme normal.

Dès l'apparition de ces mouvements respiratoires, on peut voir, à travers le tégument encore transparent, les sacs à air de l'abdomen se remplir, se gonfler peu à peu.

La base de l'aile est alors entièrement colorée, le corps présente les taches brillantes de l'insecte parfait, la métamorphose est terminée et la Libellule s'élance sans hésitation dans son domaine, avec ses ailes vibrantes et ses éclatantes couleurs, semblable à ses sœurs aînées et n'en différant que par une fraicheur de ton et une légère couleur citrine perceptible seulement à l'œil exercé d'un observateur.

Tous les détails que je viens de donner sur cette phase intéressante de la vie de l'insecte constituent ce qu'on nomme généralement la *métamorphose*. Je dois ajouter qu'au moment où la Libellule prend son essor, il lui reste encore à accomplir certaines transformations intérieures, moins pressées que les précédentes, mais cependant nécessaires; en particulier, le perfectionnement de son tube digestif. Aussi les premiers jours de la vie de l'insecte se passent-ils dans un état de repos presque continuel. Posée sur une feuille, sur un mur, dans un endroit où le soleil l'échauffe de ses rayons, la Libellule attend la fin de ses transformations intérieures. Elle peut voler, échapper au danger, mais elle ne se livre pas encore à cette chasse active et à ce vol continu qui précédera l'époque de l'accouplement. Elle ne méritera vraiment le titre d'insecte parfait qu'à partir du moment où on la verra, planant hardiment au-dessus des eaux, se précipiter avec une incroyable sûreté de coup d'œil et la rapidité de l'éclair sur des proies invisibles à nos regards.

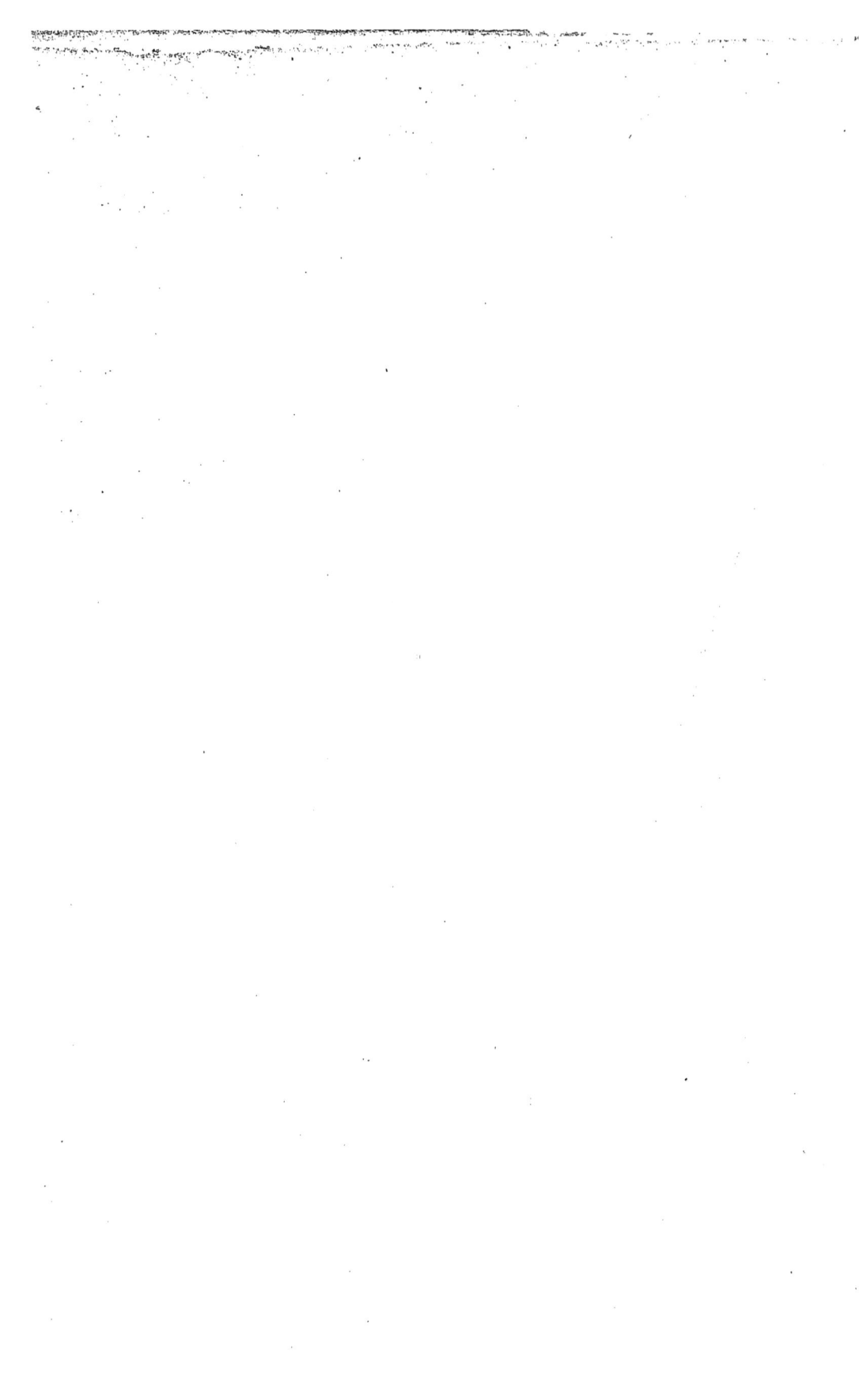

CHAPITRE VIII.

EXPÉRIENCES.

J'ai pensé qu'il serait utile, pour lever tous les
doutes et pour démontrer que le gonflement du tube
digestif est vraiment la cause du déplissement de l'aile,
d'appuyer ma manière de voir sur l'expérimentation
physiologique. En effet, si le gonflement de l'abdomen
et le déplissement des ailes étaient deux phénomènes
concomitants et non reliés ensemble par des relations
de cause à effet, il est clair que la suppression de l'un
de ces phénomènes n'influerait en rien sur la marche
de l'autre.

J'ai donc cru nécessaire d'instituer quelques expériences dont je rapporte ici les principales :

20 mai, 9ʰ du matin ; température, 18°. — Une
nymphe vient de se fixer à la partie inférieure d'une

4 .

tige de *Butomus*. La tige est coupée doucement, portée
dans une serre et fixée dans un pot avec de la terre,
la nymphe tournée du côté du soleil. La peau se dé-
tache avec facilité et la transfiguration s'accomplit normalement.

Au moment où le gonflement du corps est effectué
et où les ailes sont à moitié déplissées, j'entame d'un
coup de ciseaux bien tranchants l'abdomen de l'insecte.
Celui-ci se dégonfle sur-le-champ et s'aplatit. Il s'écoule
très-peu de sang par l'incision.

A 11^h. — Les ailes n'ont pas augmenté; l'insecte est
immobile, l'abdomen flasque.

A 2^h. — Les ailes sont dans le même état, à demi
épanouies.

A 5^h. — Même état.

Le lendemain, les ailes sont toujours à demi épanouies et décolorées, leur pigmentation ne s'est pas
faite, elles sont sèches et rugueuses.

A 9^h du soir. — Les ailes sont dans le même état,
l'insecte est mort.

Toute brutale qu'elle soit, et malgré les lésions graves qu'elle comporte, cette expérience est déjà décisive. J'ai voulu néanmoins éviter une opération aussi sérieuse que la section d'une partie de l'abdomen, afin de voir si l'arrêt de développement observé après cette opération ne tiendrait pas à la gravité même des lésions produites, ou s'il est vraiment lié à la suppression de la fonction physiologique que je supposais devoir lui donner naissance.

J'ai donc essayé de dégonfler l'abdomen sans déterminer d'effusion sanguine, ce à quoi l'on parvient par le rectum. J'avais d'abord tenté d'introduire dans le tube digestif de petits tubes de verre, de manière à le maintenir toujours en communication avec l'extérieur et à empêcher l'établissement d'une pression intérieure ; mais ces tubes glissent, soit par leur propre poids, soit par les efforts que fait l'insecte ; il est préférable de se servir de petites tiges de Graminées de grosseur convenable.

Voici, après quelques tâtonnements, les résultats que j'ai obtenus :

22 mai ; température, 17°. — Une Libellule dont la transfiguration s'est effectuée à 9ʰ 38ᵐ est transportée

dans la serre (24°) au moment où les ailes, commençant à s'allonger, atteignent le niveau de l'extrémité de l'abdomen. Après avoir saisi l'abdomen déjà très-gonflé et très-tendu, j'introduis par le rectum une petite tige de Graminée fine et creuse d'environ 12^{mm} de long. Cette paille pénètre des deux tiers dans le tube digestif. Aussitôt après son introduction, l'abdomen se dégonfle, reprend la forme aplatie qu'il a chez l'insecte parfait ; les sillons respiratoires se forment.

Aucune trace d'hémorrhagie.

10^{h}4^m. — L'animal est inquiet, agité, se livre à des mouvements incessants, sans abandonner sa position verticale.

10^{h}10^m. — Le développement des ailes est arrêté ; leur extrémité correspond toujours à celle de l'abdomen. Celui-ci a une tendance manifeste à se gonfler de nouveau, car le sillon respiratoire est presque effacé. Pensant que peut-être le tube est bouché intérieurement, j'y introduis un fil métallique et, en effet, immédiatement, l'abdomen s'aplatit.

11^h. — Toujours de l'agitation ; les ailes sont dans le même état.

12ʰ. — L'insecte est tombé plusieurs fois; il paraît épuisé; ses ailes n'ont pas grandi; elles sont toujours à demi plissées, presque incolores et à peu près desséchées.

6ʰ. — L'insecte est immobile; les ailes sont tout à fait sèches, irrégulières et pâles.

Le lendemain matin, même état.

Il meurt le lendemain soir.

Ces deux expériences sont donc décisives; elles montrent le lien intime qui unit les phénomènes que nous avons décrits, en même temps qu'elles établissent nettement que c'est l'emmagasinement de l'air dans le tube digestif qui détermine, dans le liquide sanguin, la tension dont la force est utilisée pour accomplir le déplissement des ailes et l'épanouissement de l'œil.

EXPLICATION DES PLANCHES.

PLANCHE I.

Fig. 1. — Libellule déprimée femelle (*Libellula depressa*) de grandeur naturelle. — A la base des ailes, on remarque les aréoles basilaires colorées en brun, et, vers l'extrémité, l'aréole marginale. L'abdomen est jaune.

Fig. 2. — Libellule déprimée mâle. — L'abdomen est bleu clair.

PLANCHE II.

Fig. 1. — Enveloppe laissée par la Libellule femelle représentée à la Planche précédente. — Le thorax s'est largement ouvert pour donner issue à l'animal, et sur le bord de la fente on voit fixés les filaments blancs qui représentent la cuticule interne des trachées. Au-dessous, on distingue les fourreaux des ailes. Sur l'occiput se voit la fente triangulaire qui sert au dégagement de la tête. Elle se relie en bas à celle du thorax.

Fig. 2. — Enveloppe de la Libellule femelle, vue de profil pour montrer la position que prennent les pattes au moment de la fixation.

Fig. 3, 4, 5 et 6. — Les quatre ailes d'une Libellule coupées à des moments différents. Les ailes 5 et 6 ont été enlevées deux heures après la sortie de l'insecte. La base commence à se teinter en jaune, et l'aréole marginale est peu visible. Les nervures ne sont pas encore colorées en noir, aussi l'aile paraît-elle n'être pas réticulée. La membrane est mal tendue, aussi reflète-t-elle la lumière sur beaucoup de points.

Les ailes 3 et 4 ont été coupées à la même Libellule douze heures après la métamorphose. Elles sont entièrement colorées, et la nervation est très-noire.

Fig. 7, 8, 9. — Trois extrémités d'ailes coupées à des époques différentes, avec l'aréole marginale.

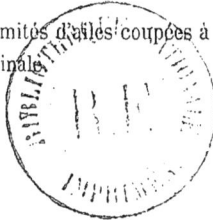

FIN.

TABLE DES MATIÈRES.

FIN DE LA TABLE DES MATIÈRES.

8   Paris. — Imprimerie de GAUTHIER-VILLARS, quai des Grands-Augustins, 55.

Fig.1

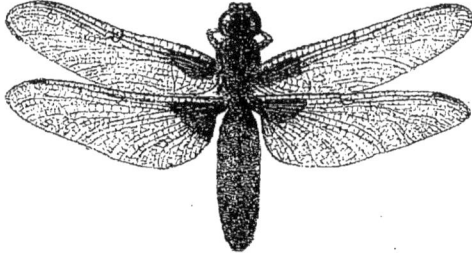

Fig.2.

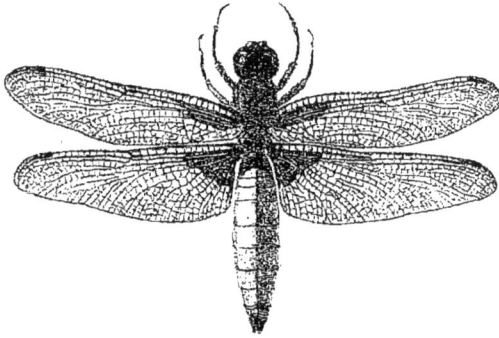

Imp. Becquet Paris

1

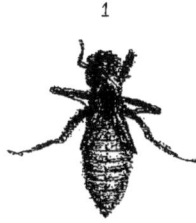

2

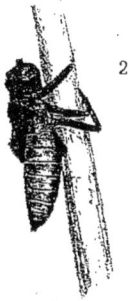

5

6

3

4

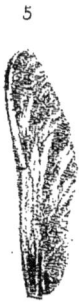
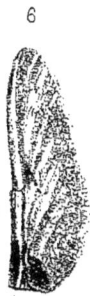
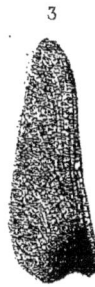
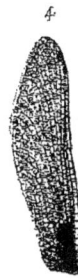

7.

8.

9.

Louveau lith.

Imp. Becquet Paris.

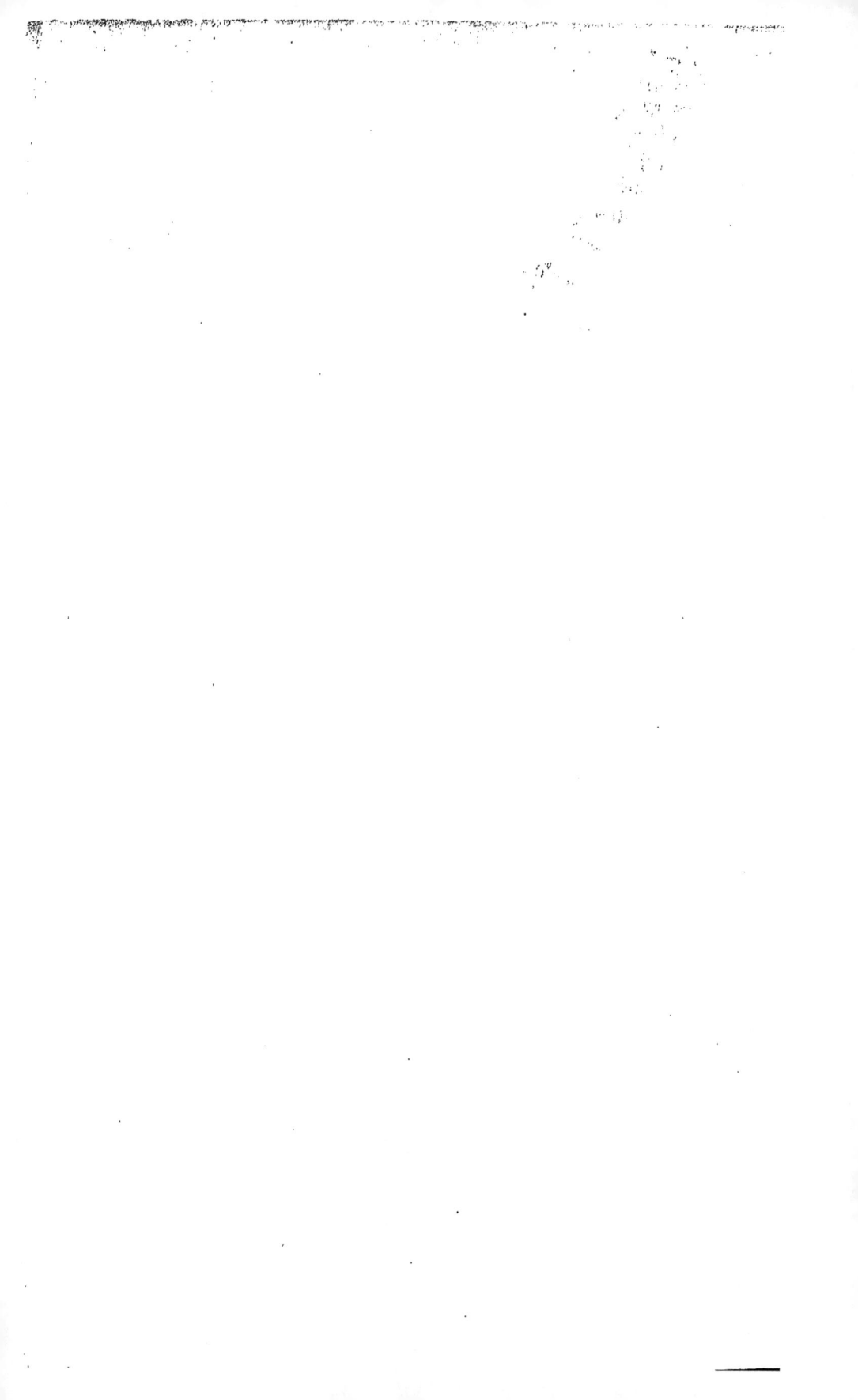

4303   PARIS. — IMPRIMERIE DE GAUTHIER-VILLARS, QUAI DES GRANDS-AUGUSTINS, 55.

www.ingramcontent.com/pod-product-compliance
Lightning Source LLC
Chambersburg PA
CBHW071239200326
41521CB00009B/1549